TRACHÉOTOMIE

ET

LARYNGOTOMIE D'URGENCE

AVEC LE TROCART-TRACHÉOTOME

DU

Docteur JACOLOT

(DE LORIENT)

Médecin de 1re classe de la Marine en retraite
Officier de la Légion d'honneur

—

DEUXIÈME ÉDITION

———

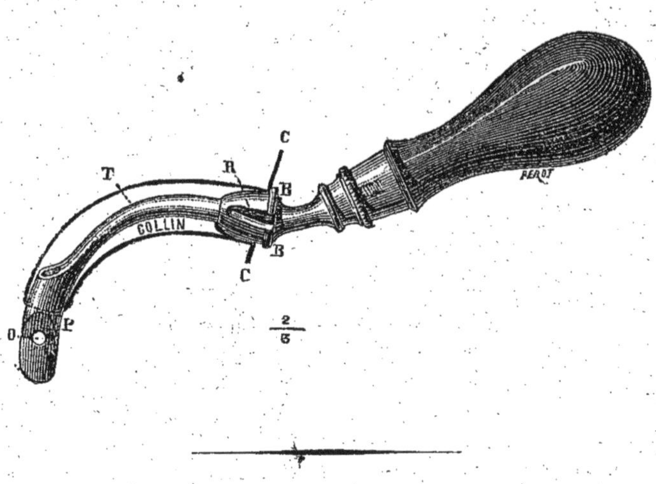

PARIS

A. COCCOZ, 11, rue de l'Ancienne-Comédie.

—

1882

TRACHÉOTOMIE

ET

LARYNGOTOMIE D'URGENCE

AVEC LE TROCART-TRACHÉOTOME

DU

Docteur JACOLOT

(DE LORIENT)

Médecin de 1ʳᵉ classe de la Marine en retraite
Officier de la Légion d'honneur

—

DEUXIÈME ÉDITION

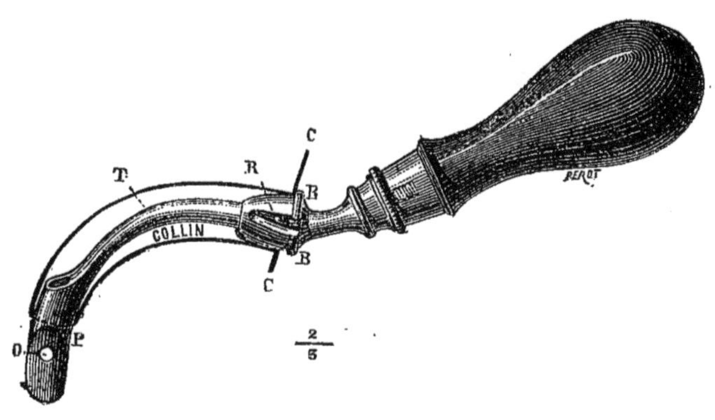

PARIS

A. COCCOZ, 11, rue de l'Ancienne-Comédie.

—

1882

TRACHÉOTOMIE

ET

LARYNGOTOMIE D'URGENCE

AVEC LE TROCART-TRACHÉOTOME

Du Docteur JACOLOT (de Lorient.)

CHAPITRE Ier

Trachéotomes porte-canules

On ouvre le conduit de l'air, soit pour satisfaire à une indication urgente, soit pour remédier à une affection chronique du larynx.

Dans le premier cas, il faut agir le plus promptement possible pour sauver la vie d'un malade en danger immédiat ; dans le second, on peut attendre, choisir, pour ainsi dire, un moment opportun pour l'application de la canule destinée à conduire l'air aux poumons.

La première opération est une opération d'urgence, c'est elle que je vise dans ce travail.

Tous les médecins sont appelés à la pratiquer. C'est un devoir impérieux pour eux. Mais tous ne sont pas chirurgiens ; aussi beaucoup hésitent, en présence d'une trachéotomie urgente, à faire, séance tenante, une opération qui pourrait sauver la vie d'un malade expirant. Ils appellent un chirurgien à leur aide, et, pendant le temps qu'on met à le trouver, le malade peut succomber.

J'ai pensé, il y a de cela plus de vingt ans, que si on imaginait un procédé simple, facile, rapide et aussi peu sanglant que possible pour introduire une canule dans la trachée, beaucoup de médecins, peu habitués à la chirurgie, hésiteraient moins à pratiquer la trachéo·tomie d'urgence et arracheraient à une mort certaine de précieuses existences.

Cette idée n'est certes pas neuve ; elle a tenté bien des chirurgiens : Maisonneuve, Chassaignac, Anger, Sée et bien d'autres sans doute.

J'ai entrepris la même œuvre.

Il est incontestable que la trachéotomie, pratiquée d'après la méthode de Trousseau, est une opération hérissée de difficultés et inabordable pour des médecins timorés ou peu habitués à la chirurgie, et surtout par un médecin isolé qui n'a pas la possibilité d'appeler rapidement un confrère à son aide.

Il ne faut pas croire que dans la pratique civile, surtout à la campagne, une opération comme la trachéotomie se fasse aussi facilement que dans un hôpital. Là, en effet, on n'a pas à subir les résistances et surtout les émotions des familles, qui quelquefois se communiquent aux médecins ; là on est aisément secondé par des aides intelligents et d'un sang-froid imperturbable ; là aussi on a un outillage complet. Et cependant, j'ai vu de ces trachéotomies faites par les plus habiles chirurgiens des hôpitaux de Paris qui ont été horriblement laborieuses.

En 1861, étant alors médecin de la marine au port de Brest, je reçus l'ordre de me rendre à l'île d'Ouessant où régnait une épidémie meurtrière de fièvre scarlatine.

Cette maladie qui, de mémoire d'homme, n'avait pas paru dans l'île, eut une gravité insolite. Les vieillards comme les enfants furent atteints ; presque toutes les femmes à l'état puerpéral succombèrent. La diphthérie vint encore aggraver la situation chez un grand nombre de malades. J'étais seul médecin dans l'île, et j'étais désolé de ne pouvoir, sans aide, entreprendre la trachéotomie classique (la seule que je connusse à cette époque).

Peut-être eût-elle sauvé quelques enfants !

C'est dans ces tristes conditions que je conçus l'idée d'un instrument qui permît à un médecin de faire la trachéotomie sans l'aide d'un ou de plusieurs confrères.

Evidemment la même idée a dû venir à l'esprit de tous ceux qui se sont trouvés dans une situation analogue. Ils doivent être nombreux, car c'est malheureusement le cas le plus fréquent quand on exerce loin des villes.

Mon instrument est si simple que tous les médecins ont dû l'inventer comme moi. Son seul mérite, si mérite il y a, est sa grande simplicité. Il arrive pourtant quelquefois que ce sont les choses les plus simples que l'on trouve le plus difficilement et le plus tardivement !

Pendant bien des années j'ai hésité à le faire connaître ; enfin, cédant aux sollicitations de plusieurs confrères, à qui je montrai mon instrument, j'ai fait paraître dans la *Gazette des Hôpitaux* (9, 16 juin et 5 juillet 1881) une note intitulée : *Trachéotomie d'ur-gence avec le trocart-trachéotome du docteur* Jacolot.

Cette note, écrite pour un journal, était nécessaire-ment un peu écourtée, et je n'avais pas eu le temps de faire des recherches bibliographiques.

Je n'ai pas tardé, après cette publication, à acquérir la preuve que je n'avais pas été seul à avoir eu l'idée d'un trocart-trachéotome ou d'un trachéotome porte-canule. *Nil novi sub sole.*

Je conserve à mon instrument le nom de trocart-tra-chéotome, parce qu'il est déjà connu sous ce nom, mais il serait plus justement appelé *trachéotome porte-canule*. En effet, un trocart ordinaire n'agit que par ponction, tandis que la pointe de mon instrument est tranchante et agit par section, ainsi que je l'exposerai dans mon procédé opératoire.

§ Ier.

Trachéotome porte-canule de Rizzoli de Bologne

En 1870, la *Tribune médicale* (17 avril 1870, page 345,) a publié une lettre du docteur Andreini d'Alger. Elle est intitulée : *Contribution au traitement chirur-gical de l'angine couenneuse*, procédé et instrument de M. le professeur Rizzoli de Bologne pour la trachéo-tomie.

« La trachéotomie, dit Rizzoli, a subi le sort de plu-sieurs autres opérations chirurgicales : tantôt elle a été accueillie avec une faveur excessive, tantôt rejetée ou pratiquée seulement dans les cas extrêmes. On chercha donc le moyen de la rendre simple et facile, même pour les praticiens les moins experts. »

Il cite l'instrument de Maisonneuve, et déclare qu'il n'est pas sans danger, et qu'aujourd'hui il n'aurait plus le courage d'employer les procédés dans lesquels on on ouvre le conduit aérifère de dedans en dehors.

« Si, dit-il, toutes les fois qu'il faut extraire de la trachée un corps étranger qui menace la vie du malade, on est malheureusement forcé d'employer la méthode de l'incision ; ne peut-on pas espérer de pénétrer dans le canal d'une manière différente et inoffensive, lorsqu'il s'agit simplement d'y rétablir l'accès de l'air. »

Il fit construire un trachéotome à canule (il est figuré, page 346, de la *Tribune médicale*, année 1870).

Notre idée a été la même, mais le trachéotome de M Rizzoli diffère beaucoup du mien comme construction. La canule externe de son instrument est percée en avant d'une très vaste échancrure, tandis que la mienne est pleine, c'est la canule trachéale ordinaire. N'est-il pas à craindre que la muqueuse de la trachée ne vienne faire une sorte de hernie à travers cette grande échancrure et ne soit ulcérée par le passage fréquent de la canule interne, chaque fois qu'on retire cette dernière pour le nettoyage de l'instrument ?

La pointe du trocart est une sorte de dard qui sort de la canule et coupe sur ses bords ; elle est courbe et aplatie comme la canule et semblable à une lancette pour qu'on puisse la faire facilement pénétrer à travers les parties externes du cou, dans l'intérieur de la trachée. Afin d'obtenir une ponction plus rapide et plus complète, il a ajouté sur la face concave de la pointe du trocart une côte tranchante convexe et perpendilaire qui se loge dans l'échancrure de la canule et en sort assez pour inciser l'anneau trachéal, contre lequel on l'appuie. Au moyen de ces tranchants, on produit une incision en T qui laisse facilement passer la canule.

Le trocart présente, en outre, dans la face concave un vide qui occupe sa longueur et constitue un petit aériduc, en dedans de la canule. Il en résulte qu'aussitôt qu'on a pénétré dans la cavité trachéale, l'air parcourt cette voie en faisant entendre un sifflement caractéristique, en même temps qu'une petite colonne aérienne vient frapper la paume de la main de l'opérateur. Alors, on retire le trocart, et on presse sur la plaque de la canule pour la pousser en dedans, jusqu'à ce que sa partie supérieure exerce une compression suffisante pour empêcher toute hémorrhagie. On la fixe au cou, et on y place, si on veut, la canule de rechange.

Je présente cette description telle que je l'ai trouvée dans la *Tribune médicale*.

Rizzoli fait fixer le larynx par un aide. Dans mon procédé opératoire, c'est l'opérateur lui-même qui se charge de ce point important de l'opération. Il introduit son instrument dans l'espace membraneux qui sépare le 3e du 4e anneau trachéal, à un centimètre et demi environ au dessous du bord supérieur du cartilage cricoïde et à travers la peau, la côte tranchante du trocart incise l'anneau placé immédiatement au dessous. Je trouve que c'est trop bas et qu'on se crée des difficultés pour l'introduction de l'instrument.

Il a employé une fois son instrument sur un enfant et a fait son opération facilement.

Mon opinion sur la trachéotomie classique concorde si bien avec celle de M. Rizzoli que je me fais un véritable plaisir de traduire textuellement les idées de l'habile chirurgien de Bologne sur cette opération.

« Les chirurgiens les plus éminents se sont trouvés dans les situations les plus pénibles.

» De plus, les lentes incisions classiques couche par couche, les hémorrhagies, les difficultés de la dilatation et du placement de la canule, l'appareil instrumental, l'embarras fréquent de l'opérateur, la longue durée ordinaire de l'opération sur un patient, à peine âgé de quelques années, qu'on ne peut soumettre à l'action anesthésique du chloroforme, sont des éléments de scènes navrantes pour les familles. Les parents en général s'y refusent jusqu'à la dernière heure. Dès qu'on peut affirmer et prouver qu'il s'agit d'une opération instantanée et sans danger immédiat, la scène doit changer. Elle changera, et beaucoup d'enfants condamnés à une mort certaine seront sauvés par la thérapeutique chirurgicale. »

En modifiant les nombreux instruments abandonnés de Sanctorius, de Decker, de Richter, de Bell, de Michælis, de Perret, de Rudtorffer, de Beint et d'autres, Rizzoli est parvenu à faire construire un trachéotome à canule qui rend l'opération, a-t-on dit, aussi prompte et aussi facile qu'une saignée.

C'est là aussi l'idéal que je poursuis

Dès 1866, ce trachéotome est devenu d'un usage commun en Italie. Dans ce pays où le croup règne, par malheur, épidémiquement dans plusieurs régions du Nord, tous ceux qui s'en sont servis et qui s'en servent ne font que le louer et le recommander.

§ II.

Trachéotome porte-canule du docteur Voelker

M. le docteur Voelker de Paris a imaginé un très-ingénieux instrument, un trachéotome porte-canule. Je le prie de vouloir bien recevoir mes meilleurs remerciements pour l'obligeance avec laquelle il m'a montré cet instrument. On le trouvera figuré dans l'*Union médicale*, année 1879 (compte-rendu des séances de la Société médico-pratique, séances des 26 février et 26 mars 1879). Je reproduis ce compte-rendu.

Le trachéotome porte-canule, présenté à la Société médico-pratique par M. Voelker, a pour but de supprimer un des temps de l'opération de la trachéotomie, celui de la dilatation de la trachée. L'incision de la trachée, la dilatation de ce conduit et l'introduction de la canule se faisant désormais en un seul temps, tout praticien peut pratiquer seul et sans aide la trachéotomie des enfants ou de l'adulte.

Il se compose d'une lame de bistouri en forme de bec de perroquet, tranchante par son bord droit, mousse par son bord convexe ; ce dernier, mince à l'extrémité pointue, est large à sa base, et a ainsi une forme triangulaire, de telle sorte qu'en pénétrant dans la plaie, il la dilate suffisamment pour permettre, lors de son entière pénétration dans les tissus, l'entrée de la canule bivalve qu'il supporte.

Cette canule se trouve fixée, par un petit ressort, à un manche courbe dont la convexité est en sens inverse de celle du couteau. Il suffit de presser avec l'index sur ce ressort pour rendre à la canule sa liberté et pour permettre alors à la main, sur une simple préssion, de la faire pénétrer dans la trachée, dès que l'incision a été suffisamment pratiquée.

L'instrument se tient en main comme une plume à écrire ; l'incision se fait de haut en bas, verticalement sur la trachée, et l'introduction de la canule se fait immédiatement à l'aide de la main gauche, tandis que la main droite retire le bistouri qu'elle n'a pas quitté.

Immédiatement après, on introduit dans la canule bivalve, la canule ordinaire, cylindrique, qui écarte les lèvres de la canule bivalve que maintient la main gauche et qui termine ainsi cette opération. Le tout ne dure pas plus de deux ou trois secondes.

Avant de se servir de ce trachéotome, on a préalablement incisé la peau et les couches sous-jacentes jusqu'à la trachée avec un bistouri ordinaire. Le trachéotome porte-canule ne doit être employé de préférence qu'à ce moment, bien qu'il puisse à la rigueur servir entièrement à terminer à lui seul la trachéotomie.

M. le docteur Archambault craint que la canule qui est présentée à la Société ne soit trop volumineuse et ne puisse rester longtemps en place sans produire l'ulcération de la trachée. Il serait, dit-il, facile, du reste, de remédier à ce défaut, ainsi que de modifier d'autres détails.

Ce trachéotome est construit de telle façon qu'on peut lui adapter un jeu complet de canules bivalves de grandeurs diverses, en proportion avec l'âge ou la taille du sujet à opérer.

M. Girault, à son tour, montre à la Société un trocart porte-canule qu'il a imaginé il y a nombre d'années.

M. Archambault, après avoir fait ressortir les dispositions ingénieuses de ces canules, présente quelques observations sur l'opération de la trachéotomie qui, dit-il, ne demande pas des instruments trop ingénieux ; le sang-froid des opérateurs est la meilleure des conditions pour la pratiquer. C'est parfaitement juste, mais c'est précisément cette qualité rare qui manque le plus souvent à la plus grande majorité des praticiens appelés à faire la trachéotomie d'urgence, au milieu de l'angoisse des familles et en face d'une nécessité urgente d'agir le plus promptement possible. C'est pour y suppléer que j'ai imaginé, comme Rizzoli, comme le docteur Voelker et bien d'autres peut-être, un trocart-trachéotome que je crois plus simple que ceux qui l'ont précédé, instrument d'un emploi facile et rapide qui permet de faire la trachéotomie *seul* et d'une seule main.

Probablement il doit y avoir d'autres trachéotomes que ceux que je viens de citer et de décrire ; je n'entreprendrai pas de les rechercher tous et de rendre à chacun la part qui lui revient dans l'invention des divers instruments destinés à la trachéotomie. J'exprime d'avance tous mes regrets à ceux que j'aurais omis de citer.

La description que j'ai donnée des trachéotomes porte-canules de Rizzoli et Voelker, d'après les journaux qui l'ont publiée, est suffisante, je l'espère, pour permettre au lecteur d'établir les analogies et les différences avec mon instrument.

CHAPITRE II.

Trachéotomie expéditive avec le bistouri

Depuis quelques années, l'ouverture du conduit aérien est entrée dans une voie nouvelle. On a fini par comprendre qu'il y a un réel danger à faire, sur une région aussi vasculaire, des dissections longues et pénibles, pendant lesquelles, malgré pinces hémostatiques et quelquefois malgré thermo-cautère chauffé au rouge sombre, on est envahi par le sang. Le champ opératoire est sans cesse masqué, on perd les rapports des parties qu'on doit couper, on abandonne la ligne médiane, on ne sait plus ce que l'on fait, on perd la trachée de vue, et quelquefois, qu'on me passe l'expression, on perd la tête. L'opération se prolonge beaucoup trop, le malade asphyxie, lutte contre l'opérateur, et plus l'opération se prolonge, plus il perd de sang. Et tout cela, parceque l'on opère trop bas et trop lentement. Le moyen hémostatique le plus efficace de cette pluie veineuse qui survient quelquefois dans la trachéotomie classique est incontestablement l'introduction rapide d'une canule suffisante pour rétablir promptement la respiration.

De là est née l'idée de la trachéotomie expéditive dont je suis partisan convaincu, soit avec les trachéotomes porte-canules, soit avec le bistouri, pour pratiquer la trachéotomie d'urgence, la seule dont je m'occupe dans ce travail.

Parmi les procédés expéditifs au bistouri, il en est deux que je décrirai sommairement, car, à mon avis, ils marquent un progrès réel dans la trachéotomie d'urgence. Ce sont ceux de M. Liégard (de Caen), et de M. de Saint-Germain (de Paris).

§ Ier.

Procédé de M. Liégard (de Caen)

« La trachéotomie, dit M. Liégard (*Tribune médicale*, 6 mars 1870, page 268), est encore malheureusement pour un grand nombre de praticiens regardée comme une opération entourée de périls et de difficultés. Or, nous devons le proclamer très haut, ces périls et ces difficultés n'ont aucune réalité. Mais pour les voir disparaître, il faut s'affranchir complétement des rigoureux et méticuleux préceptes de l'école. Voici comment :

« L'enfant, posé la tête renversée sur un oreiller placé en coussin sous le cou, on reconnaît promptement et facilement l'espace crico-thyroïdien, c'est l'un des points les plus superficiels du tube laryngo-trachéal. Il présente une surface plane où la ponction du bistouri ne court aucun risque de glisser latéralement, et ses parties lamelleuses sont peu épaisses et faciles à perforer. On incise alors d'un seul coup de bistouri convexe toutes les parties molles jusque sur la trachée ; on ponctionne l'espace indiqué et on agrandit suffisamment l'ouverture avec un bistouri boutonné, puis on introduit et l'on fixe la canule double. Mais faisons ici deux remarques importantes. Plusieurs sont effrayés à la pensée du sang qui va se précipiter dans la trachée et les bronches, si l'on se presse de pratiquer l'ouverture avant que l'hémorrhagie ne soit parfaitement arrêtée ; eh bien ! cette crainte n'est nullement fondée. S'il s'introduit du sang, il est, comme je l'ai toujours vu, rejeté entièrement et avec une grande force par un brusque effort de toux ; et puis, ce sang veineux s'arrête aussitôt que la respiration est rétablie. Une autre crainte, aussi peu fondée, est la prétendue difficulté d'introduire la canule, et pour cela, on a multiplié les instruments.

» Pour moi, je me sers simplement d'une pince à anneaux, dont l'extrémité est très-mince ; elle s'introduit toujours très-facilement, et entre ses mors écartés, je fais promptement et aisément pénétrer la canule. »

Dans une trachéotomie au bistouri, sur un enfant de 5 ans, je n'ai pas eu besoin de me servir de dilatateur. Le bout de l'index gauche placé à l'angle supérieur de la plaie m'a servi de guide, et la canule est entrée sans la moindre difficulté.

C'est ainsi que procède M. A. Desprès. Après avoir ponctionné la trachée, il l'incise, et complétant l'ouverture par l'introduction de la pulpe du doigt, il fait pénétrer la canule dans l'orifice trachéal comme dans la boutonnière d'un habit.

§ II.

Procédé de M. de Saint-Germain

M. de Saint-Germain, l'habile chirurgien de l'hôpital des enfants, par une pratique de la trachéotomie qu'il est donné à bien peu de chirurgiens d'atteindre, a prouvé qu'il n'est pas nécessaire de faire cette opération comme une ligature d'artère.

Dans une de ses leçons cliniques (*Praticien*, 17 janvier 1881), il signale 227 trachéotomies qu'il a pratiquées sans accident opératoire par un procédé expéditif en *un seul temps*, après fixation de la trachée.

Le procédé de Trousseau lui paraît impraticable 99 fois sur 100. Ce procédé consiste, comme on sait, à faire à la peau une incision de 5 à 7 centimètres, à couper le tissu cellulaire, à lier les veines que l'on rencontre, à chercher l'interstice moyen avec une sonde cannelée, à déchirer, plutôt qu'inciser, enfin, à découvrir la trachée, à la bien voir avant de l'ouvrir à 3 centimètres du cartilage cricoïde. M. de Saint-Germain ne revendique pas la propriété de son procédé en un temps, procédé qui appartient à Vicq-d'Azyr ; mais il a eu le mérite incontestable de le bien régler et de l'employer avec méthode, et j'y ajouterai avec succès, puisqu'il a obtenu une guérison sur quatre.

Il émet comme principe :

1º Que l'on ne doit pas opérer l'enfant atteint de croup, tant qu'il ne tire pas ;

2º Que l'on doit toujours l'opérer dès que le tirage se manifeste et continue, au point qu'il semble que le malade avale son diaphragme.

Il n'y a pas de contre-indication à l'opérer dans ce cas, quoique l'on dise, et quelque mauvaises que soient les conditions dans lesquelles on est forcé d'opérer. Il a ainsi obtenu plusieurs guérisons dans les circonstances les plus déplorables.

M. de Saint-Germain a réalisé un progrès et rendu

un grand service, en simplifiant l'opération de la trachéotomie et en prouvant qu'elle peut se faire rapidement, contrairement au procédé de lenteur préconisé par Bretonneau et Trousseau. Je suis convaincu que, depuis qu'il a fait connaître son procédé opératoire, beaucoup de médecins qui n'osaient entreprendre la trachéotomie, l'ont pratiquée avec succès.

La *Gazette des Hôpitaux*, dans une série d'articles, a décrit *in extenso* (1874 et 1875) la méthode opératoire de M. de Saint-Germain. Aucun détail utile n'a été omis, tout y a été prévu.

Je ne puis en donner qu'un résumé succinct.

« M. de Saint-Germain fixe immuablement le larynx et prend pour point de repère la dépression transversale qui correspond exactement à la membrane crico-thyroïdienne. Le bistouri est tenu comme une plume à écrire, fortement serré entre les doigts ; le médius, solidement appuyé sur la face de la lame opposée à l'opérateur, limite absolument la longueur de cette lame à un centimètre un quart, comme le ferait un curseur. Avec une telle longueur de lame il est impossible d'aller toucher la paroi postérieure de la trachée, à plus forte raison l'œsophage.

» Enfoncez alors votre bistouri perpendiculairement au milieu de la dépression indiquée plus haut.

» A un moment donné, vous sentez une résistance vaincue : vous avez perforé la membrane crico-thyroïdienne. Gardez-vous alors de sectionner par pression le cricoïde et les premiers anneaux de la trachée, ainsi que tous les tissus qui les recouvrent, y compris la peau. Vous feriez une mauvaise besogne, à cause de l'inégalité des résistances à vaincre, celle de la peau et celle de la trachée.

» La trachée n'étant pas élastique dans ce sens se laisse facilement sectionner. La peau, très-élastique, au contraire, fuit devant le bistouri, et ne se trouve divisée que dans une étendue moins considérable. Gardez-vous donc de sectionner par pression, mais bien en sciant, et cela avec une certaine lenteur, jusqu'à ce que vous ayez coupé le *cricoïde* et *deux anneaux* de la trachée, ce qui correspond à peu près à une plaie cutanée de deux centimètres ; puis vous retirez votre bistouri obliquement, de façon à étendre quelque peu l'incision de la peau et à la faire descendre plus bas que la plaie trachéale. »

La trachée est ouverte. On introduit le dilatateur, et on place la canule.

Ce procédé est incontestablement très-brillant et très-expéditif. Il est très-sûrement et très-lestement exécuté par la main habile et expérimentée de M. de Saint-Germain. Mais tout le monde n'a pas, comme lui, au bout des doigts, la sensation de la force à développer pour vaincre en un seul temps la résistance de tissus de consistance et d'élasticité différentes, comme il le constate lui-même dans la description précédente ; aussi je trouve qu'on gagnerait en sécurité ce que l'on perd en rapidité si on faisait cette opération en deux temps : 1er temps, incision de la peau ; 2e temps, incision des tissus sous-cutanés et de la trachée.

Le docteur Cousyn, de Lorient, et moi, nous avons fait chacun une trachéotomie avec cette modification de la méthode de M. de Saint-Germain. Nous avons pénétré dans la trachée sans difficulté et nous avons eu la satisfaction de voir guérir nos deux petits malades.

Mais dans tous ces procédés au bistouri, après avoir

ouvert la trachée, *il faut la dilater* pour introduire la canule. J'ai pensé qu'on pouvait encore simplifier l'opération et la rendre plus expéditive en conduisant la canule en même temps qu'on fait l'incision des tissus qui recouvrent la trachée.

Telle est la base du procédé opératoire que je pratique avec mon trocart-trachéotome.

Je m'estimerais heureux, si en réduisant cette délicate opération à sa plus grande simplicité possible, je pouvais contribuer à vulgariser la trachéotomie et à la faire accepter par tous les médecins.

CHAPITRE III

Description de mon trocart-trachéotome et ses avantages

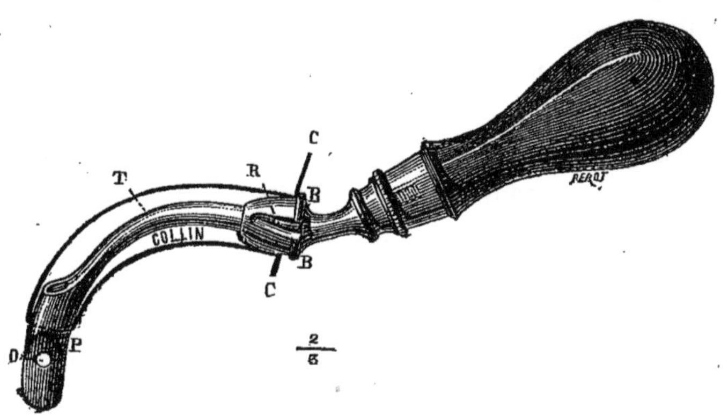

Cet instrument se compose de deux pièces :

1° Une canule trachéale C.

C'est la canule trachéale ordinaire fabriquée par M. Collin, successeur de Charrière.

Elle est amincie à son extrémité inférieure, de manière à éviter autant que possible une différence de niveau entre le rebord inférieur de cette canule et le poinçon tranchant du trachéotome. Il n'y a aucun inconvénient pour la trachée à ce que ce rebord soit aminci, puisqu'il doit être doublé par la canule interne. Cette différence de niveau qui est insignifiante n'oppose aucune résistance sensible à la pénétration de l'instrument. J'en ai fait plus de cinquante fois l'essai sur des cadavres d'enfants et d'adultes. D'ailleurs, si on désire l'effacer tout à fait, il est loisible de demander à M. Collin qui fabrique mon trocart-trachéotome, mais je ne le conseille pas, car c'est inutile, il est loisible de de demander un de ces différents systèmes que j'ai moi-même essayés, système de Desormeaux, système de M. Moutard-Martin, système du docteur Maréchal, de Brest, qui a eu l'idée ingénieuse d'appliquer aux canules des trocarts droits deux petites fentes, analogues à celles qui existent sur les porte-crayons et qui font ressort sur la tige du trocart, de sorte que le bout inférieur de la canule se trouve complétement masqué derrière un léger épaulement du poinçon, et que canule et poinçon se confondent et pénêtrent plus facilement.

J'ai fait construire un de ces poinçons à épaulement qui cache très-bien le bout de la canule, sans fentes sur les côtés de cette canule. C'est un petit perfectionnement auquel je ne tiens nullement. L'essentiel, à mon avis, est qu'il n'y ait dans les parois de la canule aucune solution de continuité qui permette à la muqueuse enflammée de faire hernie, et qui expose cette muqueuse à être ulcérée par le passage fréquent de la canule interne qu'il faut enlever souvent pour le nettoyage de l'appareil.

On remarquera que, dans ma canule, il n'y a pas cette grande échancrure antérieure qui existe dans celle du trocart-trachéotome de Rizzoli de Bologne ; on remarquera aussi que ma canule n'est pas bivalve comme celle de M. le docteur Voelker. C'est tout simplement une canule ordinaire ;

2° Une tige de trocart courbe T, dont la courbure est exactement calculée sur celle de la canule dans laquelle elle doit se mouvoir librement.

Le poinçon P du trocart est formé par une lame épaisse, presque conique, aplatie sur les côtés et légèrement évidée en avant ; la lame est tranchante en avant et au sommet, mousse en arrière. La partie tranchante n'a pas un centimètre de hauteur. Avec cette longueur de tranchant et en inclinant un peu l'instrument en arrière, aussitôt que le bout de la canule a pénétré dans la trachée, on n'a pas à craindre de léser la paroi postérieure de cette trachée, et à *fortiori* l'œsophage.

Cette forme conique du poinçon P a pour but d'écarter les tissus au fur et à mesure qu'on les divise et de conduire graduellement la canule dans l'ouverture de la trachée. Elle a encore un avantage, c'est qu'il faut mettre une certaine lenteur dans la pénétration de l'instrument, et que, par suite, on a moins de chance de traverser brusquement les tissus et de léser les parties qu'on doit ménager. Un bistouri coupe mieux, il est vrai, mais en coupant si bien et si vite, il peut, par sa minceur, glisser, dépasser le but et atteindre jusqu'à l'œsophage. Cet accident est arrivé à Bérard (clinique de Trousseau). Il peut arriver à tout le monde, sans exception, dit M. J. Simon, dans une de ses leçons cliniques de l'hôpital des enfants (*Gazette des Hôpitaux 1881*, Nº 85). Quand on n'a pas un bistouri bien repassé, les tissus font résistance, la pointe pénètre plus profondément qu'on voudrait et on traverse la trachée de part en part. C'est même pour ce motif que M. J. Simon repousse le procédé de M. de Saint-Germain en *un seul temps*.

A la base du poinçon tranchant de mon trachéotome, on a percé un canal O qui le traverse de bas en haut et qui a pour but de laisser passer l'air de la trachée par la canule et d'indiquer, par le sifflement qui peut se produire, ou par l'écoulement de mucus aéré, que l'instrument a bien pénétré dans la trachée. C'est un *avertisseur* pour ceux qui n'auraient pas bien dans la main la sensation de résistance vaincue que donne la section de cette trachée et qui ne seraient pas bien sûrs d'y avoir pénétré. Ce petit canal permet aussi à l'air extérieur d'arriver tout de suite dans les voies respiratoires, si toutefois du sang ou des fausses membranes ne viennent pas boucher la voie de la circulation de l'air dans le trocart-trachéotome, ce qui peut avoir lieu ; mais cet inconvénient n'a pas d'importance, puisque, dès que la canule a pénétré suffisamment dans la trachée, la tige du trocart peut se retirer immédiatement par son propre poids, et l'air arrive aux poumons par la canule devenue libre.

Le poids de la poignée du trocart étant plus grand que celui de la tige courbe, il résulte que, lorsqu'on abandonne le manche de ce trocart à son propre poids, il tend toujours à s'échapper seul de la canule. Aussi faut-il avoir bien soin, quand on se sert de cet instrument, d'appuyer solidement sa poignée dans la paume de la main, et de fixer le pavillon de la canule, avec le médius et le pouce droits, contre le bourrelet B de la tige, afin que cette tige ne s'échappe pas d'elle-même pendant l'opération.

A la jonction de la tige courbe avec la poignée, se trouve un léger bourrelet B contre lequel s'appuie la circonférence de l'orifice supérieur de la canule. Il a pour but d'empêcher cette canule de se déplacer quand on enfonce l'instrument dans la trachée.

Enfin, sur les côtés du bourrelet B, à droite et à gauche, on a creusé une rainure ou cannelure R pour permettre la circulation de l'air dans la canule quand la tige du trocart y est engagée.

L'instrument que je viens de décrire est celui dont je me sers habituellement et que je trouve le plus commode. Mais ceux qui n'ont pas l'habitude de le manier et qui craignent d'être gênés pendant l'opération par la mobilité de la tige dans la canule, ceux-là feraient bien de demander au fabricant des trocarts-trachéotomes à canule à frottement sur la tige ; avec ce genre d'instrument, ils n'auront pas à se préoccuper, pendant l'opération, de maintenir la fixité de la canule, et lorsque celle-ci sera introduite, pour dégager la tige du trocart, il suffira de presser en bas sur les ailes de la canule, la tige se dégagera, et, de la même main, on enfoncera la canule dans la trachée.

Ainsi, deux variétés de trocart-trachéotome :

1° Trocart-trachéotome à tige mobile et basculante ;

2° Trocart-trachéotome à canule à frottement sur la tige ;

J'aurais pu faire adapter un ressort à la tige du trocart, comme fait M. le Dr Voelker, pour fixer ou mobiliser la canule à volonté. J'ai préféré m'en passer pour plus de sûreté et de simplicité, car un ressort peut se rouiller, mal fonctionner et cesser de jouer au moment où on peut en avoir besoin.

Cet instrument, qui suffit à l'opération de la trachéotomie, permet au chirurgien de faire toute l'opération *d'une seule main*, la main droite, pendant que la main gauche est uniquement et exclusivement employée à la fixation du larynx qu'elle n'abandonne que lorsque la canule est en place, condition que je considère comme indispensable pour opérer sûrement et rapidement, et qui se réalise facilement à l'aide du système d'échappement pour ainsi dire automatique de la tige du trocart, laquelle s'échappe par son propre poids, quand l'opérateur est bien sûr d'avoir engagé le bout de la canule dans la trachée.

Les trachéotomes dilatateurs de MM. les docteurs Maisonneuve, B. Anger et Marc Sée, les seuls que je connaisse, n'ont pas comme mon instrument et ceux des docteurs Rizzoli et Voelker, l'avantage d'être conducteurs de la canule.

Ainsi que leur nom l'indique, ils nécessitent la dilatation, et laissent l'opéré exposé à la pénétration du sang dans les bronches pendant le temps qu'on met à dilater la trachée et à y introduire la canule.

Je n'ai certes pas la prétention de chercher à détrôner le bistouri ; rien ne vaut cet instrument dirigé par une main habile. Mais l'habileté n'est pas donnée à tous, et il faut considérer que dans la plus grande majorité des cas, le médecin est appelé quand l'asphyxie est imminente et qu'il y a nécessité urgente de conduire l'air rapidement dans les voies respiratoires.

Or, on peut y arriver, par mon procédé opératoire, plus rapidement que par tous les autres, sans dilatateur, sans aides autres que ceux qui sont nécessaires pour fixer le malade, et *d'une seule main*, pendant que l'autre fixe le larynx.

C'est un instrument d'urgence pour une opération d'urgence.

Ce serait bien différent s'il s'agissait d'aller à la recherche d'une trachée déviée et masquée par une tumeur du cou, s'il s'agissait de pratiquer la trachéotomie sur une région dont les vaisseaux veineux, veines du cou et plexus thyroïdiens, sont augmentés de volume et gorgés de sang par une dyspnée habituelle, s'il fallait traverser un gros corps thyroïde; oh ! alors, ce n'est plus mon instrument qu'il faut prendre, c'est le bistouri ou le thermo-cautère. Car alors il faut faire une opération réglée, lente et méthodique. C'est une opération délicate, et ce n'est plus ce que j'appelle la trachéotomie d'urgence qu'on peut être appelé à pratiquer en cas de laryngite pseudo-membraneuse ou de laryngite œdémateuse, par exemple.

Ainsi, simplifier et faciliter l'opération de la trachéotomie, essayer de la rendre moins dangereuse pour l'opéré et pour l'opérateur, tel est le but que je me suis proposé en faisant fabriquer par M. Collin mon trocart-trachéotome.

L'opération est simplifiée pour les raisons suivantes :

1º Un instrument suffit à toute l'opération. Ce n'est pas un mince avantage, quand on songe que la trachéotomie est le type de l'opération d'urgence, qu'il faut toujours être prêt à la pratiquer, la nuit comme le jour, à la ville comme à la campagne, qu'il faut se hâter de se rendre près d'un malade en danger d'asphyxie, et qu'on évite de perdre un temps précieux à réunir les instruments usités dans l'opération ordinaire, instruments dont on peut oublier un ou plusieurs dans son empressement à se rendre auprès des familles ;

2º Le chirurgien n'a pas besoin d'aide pour écarter les tissus, pour éponger le sang, etc.

Il suffit qu'il ait à sa disposition deux personnes, les premières venues, pour immobiliser le malade, si c'est un jeune enfant. Quand on opère à la campagne, loin de toute assistance médicale, réduit à ses propres ressources, il est incontestablement avantageux d'avoir un procédé opératoire qui permette d'agir seul, avec un seul instrument et le plus rapidement possible ;

3° Au point de vue de la rapidité, il est difficile de trouver un procédé plus expéditif que le mien ; puisque, en même temps qu'on ouvre la trachée, on y conduit la canule.

Avec un peu d'habitude du maniement de mon instrument, l'opération se fait en quelques secondes ;

4° Le temps de la dilatation est supprimé.

Dans la trachéotomie ordinaire avec dilatation, il faut un large espace pour le jeu du dilatateur ; de là la nécessité d'une assez grande incision. Or, plus l'incision est grande, plus il y a de vaisseaux divisés, plus il y a d'hémorrhagie, par suite, plus il y a de gêne et de difficulté pour un opérateur inexpérimenté ou de peu de sang-froid, plus on s'expose à se fourvoyer sur les côtés de la ligne médiane, et plus l'opération se prolonge.

Or, c'est dans ce temps de dilatation que l'opéré court le plus de danger, par suite de la pénétration du sang dans la trachée par l'ouverture du bistouri.

Dans ce moment plein d'angoisse où la vie semble s'échapper, et où quelquefois le dernier soupir s'exhale, une petite quantité de sang, pénétrant dans les voies respiratoires, peut achever une asphyxie déjà avancée.

Mon trocart-trachéotome remplissant assez bien tout l'espace qu'il parcourt, laisse très-peu de passage pour permettre au sang de l'extérieur de se précipiter dans la trachée.

Il diminue donc un des grands dangers de la trachéotomie classique, l'afflux d'une grande quantité de sáng dans la trachée, accident redoutable qui a suscité des actes d'un dévouement et d'un courage héroïques.

« L'aspiration, dit M. de Saint-Germain, est un hé-
» roïsme inutile ; sans efficacité pour l'enfant, il peut
» être très-nuisible pour l'opérateur.

» Vous obtiendrez, au contraire, un bon résultat par
» la titillation de la surface interne de la trachée à
» l'aide d'une barbe de plume. Cet attouchement dé-
» termine, en effet, une toux expulsive qui ne tarde
» pas à chasser le sang épanché. »

En supprimant la dilatation, on diminue donc un grand danger pour l'opéré ;

5° Si l'opéré court moins de danger, l'opérateur, de son côté, est moins exposé à être éclaboussé par le sang, par le mucus et par les fausses membranes, lancés à de grandes distances dans les efforts d'expiration que fait l'opéré pour les chasser des bronches. En effet, en aucun moment de mon opération, la plaie trachéale ne reste béante à l'air ; aussitôt qu'elle est faite, la canule la remplit, et la paume de la main de l'opérateur, placée au-dessus et au devant de l'ouverture de la canule, forme un écran qui empêche les fausses membranes violemment chassées de la trachée d'arriver jusqu'à lui.

Cet avantage n'est pas à dédaigner.

D'un autre côté, on peut encore placer sous le menton de l'enfant, pendant qu'on l'opère, un écran de carton, pour éviter d'être atteint par les crachats qu'il peut vous lancer au visage.

Nous savons, pour en avoir fait la triste expérience au début de notre carrière médicale, combien il est dangereux de recevoir ces éclaboussures de diphthérie, et nous ne sommes pas de ceux qui repoussent les précautions pour éviter un danger auquel nous avons eu le bonheur d'échapper, mais auquel tant d'autres, hélas ! succombent.

Les journaux nous signalent, trop souvent malheureusement de nouvelles victimes de la contamination diphthéritique, tombées bravement au champ d'honneur de la profession médicale !

Nous considérons que c'est un devoir impérieux pour tout médecin de chercher et d'accepter les moyens d'empêcher ou du moins de diminuer les chances de contagion, non seulement au point de vue de sa préservation personnelle, mais encore au point de vue de la sécurité des familles auxquelles il doit donner le bon exemple. En effet, quelle confiance, quel encouragement peuvent avoir les familles à prodiguer leurs soins à leurs enfants, quand elles voient les médecins eux-mêmes succomber à la diphthérie gagnée à leur chevet !

CHAPITRE IV

Opérations qu'on peut pratiquer avec mon trocart-trachéotome

Partant de ce principe, que plus on s'éloigne de l'origine de la trachée, plus celle-ci devient profonde, et plus l'opération devient difficile et dangereuse, j'opère le plus haut possible.

D'un autre côté, plus on opère haut, plus on a de facilité à fixer l'appareil laryngien pendant l'opération.

Je n'applique donc mon trocart-trachéotome que sur la région la plus superficielle du canal laryngo-trachéal, région fort restreinte, qui s'étend de l'espace crico-thyroïdien aux premiers anneaux de la trachée.

Dans ce petit champ opératoire, on peut pratiquer :

1° La laryngotomie inter-crico-thyroïdienne ;

2° La crico-trachéotomie ;

3° La trachéotomie.

Mais comme les deux dernières opérations se confondent, au moins dans l'enfance, où il est si difficile de distinguer le cricoïde des premiers anneaux de la trachée, je divise mon sujet plus simplement :

1° Opération dans l'espace crico-thyroïdien ou laryngotomie inter-crico-thyroïdienne ;

2° Opération au-dessous de l'espace crico-thyroïdien ou crico-trachéotomie.

§ Ier

Laryngotomie inter-crico-thyroïdienne

La laryngotomie inter-crico-thyroïdienne étant celle qui se prête le mieux, du moins chez l'adulte, à l'emploi de mon trocart-trachéotome, je m'y arrêterai un moment. C'est une question d'actualité chirurgicale.

Cette opération, après avoir subi depuis Vicq-d'Azyr (1776) les phases les plus variées, a été reprise et remise en honneur par M. Krishaber dans ces dernières années.

Mais avant qu'elle fût reprise en France, elle était enseignée et pratiquée en Angleterre par Eric Ericksen (The science and art of Surgery, London 1877). Elle a fait le sujet de thèses excellentes de la Faculté de Paris, qui seront consultées avec fruit par ceux qui s'intéressent à la question :

Choukry. Trachéotomie et laryngotomie inter–crico-thyroïdienne au moyen des instruments incandescents. Paris, 1878. Thèse.

Henri de Launay. De la laryngotomie inter–crico-thyroïdienne. Paris, 1882. Thèse.

En novembre 1878, M. le docteur Krishaber fit à la Société de chirurgie une longue communication (voir les Annales des maladies de l'oreille et du larynx, page 140), dans laquelle il démontra, d'après des succès nombreux, que cette opération mérite de prendre place parmi les opérations nécessaires.

On a prétendu à tort, dit-il, que l'espace est toujours trop étroit. M. Farabeuf, qui assista M. Krishaber dans ses expériences sur le cadavre, déclara que l'ouverture de la membrane crico-thyroïdienne était suffisante pour permettre chez l'adulte l'introduction d'une canule appropriée.

En suivant avec le doigt la ligne médiane du cou, à partir du cartilage thyroïde si facile à reconnaître, on sent une première dépression qui correspond à l'espace crico-thyroïdien.

Il est indispensable de bien reconnaître cc point de repère.

Au-dessous de cette dépression, on sent bien chez l'adulte qui n'est pas trop gras, la saillie du cricoïde, et enfin au-dessous de cette saillie une autre dépression qui correspond à la différence de niveau entre le cricoïde et le premier anneau de la trachée. Chez l'enfant, il est bien difficile de la constater, le cricoïde est si petit qu'il se confond facilement avec le premier anneau de la trachée. Mais chez l'enfant, on sent tout aussi bien que chez l'adulte la dépression crico-thyroïdienne, et c'est là l'essentiel pour l'opération.

Les tissus qu'on doit diviser, sont :

La peau, très-souple et très-mobile, en général peu doublée de graisse ;

Le tissu lamelleux sous-cutané, dans lequel on rencontre quelquefois la jugulaire antérieure volumineuse;

La couche musculaire : sterno-hyoïdiens et sterno-thyroïdiens ;

Sur la ligne médiane que nous ne devons pas quitter, l'interstice celluleux qui sépare les deux sterno-hyoïdiens ;

Immédiatement au-dessous, la membrane crico-thyroïdienne.

Cette membrane a été décrite et étudiée avec un soin tout particulier par M. Henri de Launay, aussi lui ferai-je quelques emprunts pour lesquels je le prie d'accepter mes meilleurs remercîments.

Elle est percée de trous assez nombreux pour donner passage aux artérioles et aux veinules qui se rendent dans la muqueuse laryngée ; un de ces trous, généralement plus gros que les autres, se trouve sur la ligne médiane, et donne passage à l'anastomose, des deux artères crico-thyroïdiennes.

On peut rencontrer encore au devant de la membrane la thyroïdienne de Neubaüer qui nait de la convexité de la crosse de l'Aorte, et le prolongement de l'isthme du corps thyroïde, connu sous le nom de pyramide de l'Allouette. Trousseau a bien rencontré une fois la carotide gauche croisant la trachée, et M. Richet une anastomose grosse comme la radiale entre les deux thyroïdiennes ; ce qui prouve qu'avant de porter l'instrument tranchant sur cette région, il faut la palper avec soin.

Quelles sont les dimensions de l'espace crico-thyroïdien ?

D'après M. Tillaux, il serait toujours trop étroit pour y faire pénétrer une canule à trachéotomie, sans entamer le cartilage cricoïde.

Je regrette de ne pas être de son avis, car j'ai eu souvent la preuve du contraire dans les essais de mon trocart-trachéotome sur le cadavre, bien entendu, le sujet étant placé dans la position qu'il doit avoir pour subir l'opération, c'est-à-dire dans l'extension. Si, dit M. Henri de Launay, on met le sujet dans la demi-extension, et si l'on fait des mensurations, on acquiert la certitude que : 1º la simple incision pourrait suffire au besoin ; 2º que le cricoïde bascule assez facilement sur le thyroïde pour qu'on obtienne une augmentation de 2 à 3 millimètres, comme il a été démontré par M. Farabeuf (Société de chirurgie, novembre 1878).

À la suite d'expériences nombreuses, M. Krishaber trouve que l'espace mesure normalement de 8 à 11 millimètres, mais qu'en forçant légèrement le passage, il a pu introduire 4 fois sur 18 une canule dont la plus grosse partie mesurait 13 millimètres de diamètre.

M. Choukry n'a pas constaté plus de 8 millimètres. Les expériences nombreuses que M. H. de Launay a faites à l'amphithéâtre de l'hôpital de Lariboissière avec beaucoup de soin, se résument en ces mots :

« D'une manière générale, nous pouvons dire qu'en
» moyenne l'espace crico-thyroïdien mesure chez l'homme
» adulte de 10 à 10 millimètres 1/4 dans la demi-
» extension de la tête, et de 12 millimètres 1/2 en
» abaissant le cricoïde ; chez les vieillards, 9 3/4 ; chez
» les femmes, 8, 10, 11 millimètres. »

Chez les enfants, la laryngotomie inter-crico-thyroïdienne n'est pas possible, il n'y a pas de place. Cependant, M. Choukry pense qu'après 5 ans, elle serait possible, mais alors elle se ferait avec des canules trop petites pour assurer la respiration. Mieux vaudrait ne pas la tenter et attendre l'âge de 12 à 13 ans.

Si je cite ces opinions, c'est comme confirmation des observations personnelles que j'ai faites en démontrant mon instrument à plusieurs confrères ; bien des fois, j'ai introduit dans l'espace crico-thyroïdien des canules de 8 à 10 millimètres sans toucher au cartilage cricoïde.

Après tout, on entamerait le cricoïde, il n'y aurait pas grand mal à cela. Nélaton ne le reséquait-il pas ?

Le 19 avril 1881, M. Richelot, agrégé à la faculté de Paris, suppléant de M. le professeur Richet à l'Hôtel-Dieu, fit sur un homme de 60 ans une laryngotomie inter-crico-thyroïdienne dans laquelle il incisa le cartilage cricoïde, parceque l'espace crico-thyroïdien n'offrant pas un espace suffisant, il éprouva une grande difficulté pour introduire la canule à bec de M. Krishaber N° 5 (9 millimètres). Mais après cette section, la canule pénétra sans encombre, et cependant le cricoïde était partiellement ossifié. M. Richelot ne voit aucun inconvénient à faire la section de ce cartilage toutes les fois qu'elle pourra faciliter l'introduction de la canule. (*Union médicale*, 1er juin 1882).

La laryngotomie inter-crico-thyroïdienne se fait au bistouri, au thermo-cautère ou par un procédé mixte, thermo-cautère pour diviser les tissus jusqu'à la membrane crico-thyroïdienne, et bistouri pour ouvrir cette membrane. Quel que soit le procédé employé, le dilatateur, si souvent difficile à appliquer, est remplacé par le porte-canule à embouts mobiles de M. Pean (décrit et figuré, *Gazette des Hôpitaux*, 22 avril 1875,) ou la canule à bec de M. Krishaber, qui sont d'excellents instruments.

Dans un hôpital, dans une ville, et dans toutes les conditions faciles où l'on trouve des aides, il peut être avantageux de se servir du thermo-cautère qui expose moins aux hémorrhagies et à l'infection de la plaie, mais qui n'est certes pas un instrument de chirurgie expéditive. C'est, en vérité, pousser trop loin l'amour du thermo-cautère, dit M. Richelot, que de le proposer pour une opération aussi simple.

Mais quand on est seul, qu'on ne peut attendre des aides, qu'il y a nécessité pressante d'opérer, quand on n'a pas un thermo-cautère, mon instrument peut être très-utile. Avec lui, on n'a pas besoin de la *canule à bec* de M. Krishaber.

Rien n'est facile, en effet, comme de le faire pénétrer dans l'espace crico-thyroïdien d'un adulte. C'est la partie la plus superficielle du canal respiratoire. C'est le seul cas et la seule partie dans laquelle on puisse s'en servir comme d'un véritable trocart, c'est-à-dire par ponction, mais toutefois après avoir sectionné la peau du cou avec le tranchant de l'instrument comme avec un bistouri ; cela fait, on ponctionne les tissus sous-cutanés, on peut même forcer un peu l'instrument en l'introduisant, sans brusquerie, par un mouvement gradué ; on n'a pas à craindre de toucher la trachée en arrière, car l'espace est large en ce point, et on est d'ailleurs averti qu'on y a pénétré. Alors, par un mouvement de relèvement de bas en haut du manche de l'instrument, on engage bien le bout de la canule. On laisse s'échapper la tige du trocart et on enfonce la canule. La canule étant serrée dans son passage au milieu des tissus, les comprime de dedans en dehors, et le sang ne s'engage pas ou s'engage peu dans la trachée. Si on est gêné par le défaut d'espace, on coupe le cricoïde comme je l'ai dit plus haut.

Si, par malheur, il survenait une hémorrhagie inquiétante, une fois la canule en place, il faudrait agrandir un peu la plaie avec un bistouri, afin de pouvoir y placer des pinces hémostatiques.

Cette complication est d'ailleurs fort rare. Erichsen, qui a pratiqué souvent la laryngotomie, avoue n'avoir jamais eu d'hémorrhagie à combattre. Dans le cas où elle surviendrait, il conseille la compression ou la ligature.

Dans les opérations sur les enfants, il faut employer mon instrument avec plus de précautions ; chez eux, je ne l'emploie pas comme un trocart, mais comme un véritable bistouri qui agit lentement et méthodiquement, comme je le dirai dans la description de mon procédé opératoire.

J'emprunte à la thèse de M. H. de Launay la traduction de l'appréciation d'Erichsen sur la laryngotomie, c'est un véritable parallèle entre cette opération et la trachéotomie :

« En comparant la trachéotomie, telle qu'on la pratique ordinairement, avec la laryngotomie, je pense que le chirurgien ne doit pas avoir le moindre doute à préférer recourir à cette dernière opération, à cause de sa plus grande simplicité, de son innocuité et de la rapidité avec laquelle on parvient à l'exécuter. Dans tous les cas, où l'obstruction ou la gêne de la respiration est produite par une inflammation du tissu aréolaire sous-muqueux, dépendant, soit d'une laryngite idiopathique ou érysipélateuse, de l'œdème du larynx ou d'une affection chronique du larynx, soit d'une irritation produite par l'eau bouillante ou les acides énergiques, le gonflement ne s'étend jamais au-delà des vraies cordes vocales ; d'où il résulte qu'une ouverture faite dans la membrane crico-thyroïdienne conduira toujours le chirurgien au-dessous du siége de l'obstruction.... Mais chez les enfants le larynx est si peu développé, que la trachéotomie reste la seule opération nécessaire.

» La laryngotomie est une opération beaucoup plus inoffensive que la trachéotomie. A ce sujet, j'ai à peine besoin d'insister ; un coup d'œil sur l'anatomie de la région en question suffit à confirmer cette opinion. La membrane crico-thyroïdienne est presque sous-cutanée, et aucun organe important ne peut être lésé par l'ouverture de cette membrane, si l'on excepte la petite artère crico-thyroïdienne qui la croise et qui pourrait être coupée en travers ; mais je n'ai jamais vu aucune complication en résulter.

» La trachée, au contraire, n'est pas seulement située profondément ; elle est encore recouverte par un plexus de vaisseaux sanguins qui, lorsqu'ils sont rendus turgides par l'état asphyxique qui existe lorsqu'une opération devient urgente, répandent une grande quantité de sang épais ; complication qui embarrasse sérieusement et retarde le chirurgien à un moment où la vie du malade dépend de l'arrivée rapide de l'air dans les poumons.

» La laryngotomie peut être opérée plus rapidement que la trachéotomie, et je regarde cette qualité comme un inestimable avantage dans beaucoup de cas qui nécessitent une opération, *Quelques secondes de plus ou de moins suffisent pour faire pencher la balance du côté de la vie ou du côté de la mort.*

On n'est pas plus partisan de la chirurgie expéditive que je préconise en cas d'urgence !

» La rapidité avec laquelle l'obstruction laryngée, en partie mécanique, en partie spasmodique se déclare, est quelquefois si grande, plus particulièrement lorsqu'il se produit une inflammation aigüe du larynx ou dans le cas d'affection chronique de cet organe, que la vie peut

être éteinte avant que le chirurgien ait le temps d'ouvrir le canal aérifère, s'il essaie de le faire par la trachéotomie. Dans les cas extrêmes, lorsque les poumons
se sont lentement engorgés, l'action du cœur est déjà
affaiblie, et un spasme soudain de la glotte mettra le
malade dans l'impossibilité d'être arraché à la mort.
Mais quoique la vie semble éteinte à ce moment, c'est
un devoir impérieux pour le chirurgien que d'ouvrir
une voie à l'air aussi rapidement que possible, et d'essayer, au moyen de la respiration artificielle, de raviver
l'étincelle qui pâlit (flickering spark). Il est impossible
d'avoir une plus grande satisfaction dans l'exercice de
notre profession, ou d'être témoin d'un plus grand
triomphe pour notre art, que d'arracher ainsi un malade
d'entre les serres de la mort. »

Ce beau plaidoyer en faveur de la laryngotomie inter-
cricoïdienne ne serait pas si éloquent si Erischsen
défendait une mauvaise cause, c'est bien là le langage
de la conviction et de la vérité.

Pour terminer ce sujet, passons rapidement en revue
quelques opinions émises à la société de chirurgie.

D'après M. Desprès, la laryngotomie inter-cricoïdienne
est une mauvaise opération *(Gazette des Hôpitaux*
1881, page 122) parce que la canule entre à frottement
dans le canal complet formé par le cartilage cricoïde,
tout mouvement de la canule est arrêté par le frottement
et chaque mouvement de déglutition renouvelle la
douleur.

M. Verneuil (Société de Chirurgie, séance du 26
avril 1882), déclare que c'est une excellente opération,
facile à faire, dépourvue des inconvénients et des dangers de la trachéotomie. Dans une de ces charmantes

causeries toujours si instructives de M. Verneuil, au lit de ses malades, j'ai saisi ces paroles du cher maître : La trachéotomie comporte deux éléments très-dangereux : la maladie qui l'occasionne et l'opération. La trachéotomie ordinaire est pleine de dangers, il faut donc trouver mieux.

M. Farabeuf, à la Société de Chirurgie, exprime la même opinion que M. Verneuil.

M. Marc Sée a vu M. Krishaber pratiquer cette opération sur un malade de son service à la maison Dubois, l'opération a été faite avec la plus grande facilité. Le malade est revenu voir M. Sée un an après, il portait encore sa canule, mangeait et parlait très-bien, sans être aucunement gêné par les frottements dont a parlé M. Desprès.

M. Sée a pratiqué lui-même deux fois cette opération ; la seconde fois, il a eu quelques difficultés à introduire la canule ; il s'agissait d'un énorme goître suffocant, et le cartilage cricoïde était ossifié. Le résultat de ses expériences est que la laryngotomie inter-crico-thyroïdienne est une excellente opération qui mérite d'être généralisée.

Pour M. Richelot, c'est une bonne opération, plus facile et moins dangereuse dans ses conséquences immédiates que la trachéotomie.

L'opinion de M. Lannelongue donne encore bien plus de poids à la défense de la thèse que je soutiens : M. Lannelongue a pratiqué cette opération dans un cas de croup et en a obtenu un très-bon résultat, puisque l'enfant a parfaitement guéri. Or, il ne fait jamais la trachéotomie sans une grande crainte.

Il faut voir, dit-il, dans les salles d'autopsie, les résultats de la trachéotomie dans les cas de croup ; la trachée, ouverte tantôt en avant, tantôt sur le côté, tantôt en arrière, l'œsophage, souvent ouvert, des déchirures de tous les côtés, le tronc brachio-cœphalique lui-même constamment menacé. Il faut bien le dire : *Ce n'est pas toujours le croup qui tue, c'est souvent aussi le manuel opératoire de la trachéotomie.*

En somme, dit M. Lannelongue, les difficultés inhérentes à la trachéotomie, sont telles qu'il y a lieu de chercher s'il n'y a pas mieux à faire. La laryngotomie inter-crico-thyroïdienne constitue donc un réel progrès.

M. Nicaise la considère aussi comme une opération simple et facile qui mérite d'entrer dans le domaine chirurgical.

Je joins ma modeste voix à ce concert d'éloges en faveur de la laryngotomie inter-crico-thyroïdienne. C'est une question que j'étudie depuis plusieurs années, et bien que je n'aie ni l'expérience ni l'habileté des chirurgiens distingués que je viens de citer, je ne cesse de répéter aux médecins à qui je démontre mon trocart-trachéotome, que c'est en pénétrant dans l'espace crico-thyroïdien, et au besoin en coupant le cartilage cricoïde, si l'instrument ne passe pas, que l'on arrive le plus facilement et le plus rapidement à introduire dans le conduit respiratoire une canule d'un diamètre suffisant pour assurer une libre respiration. Mais chez l'enfant, il y a si peu d'espace entre le thyroïde et le cricoïde, et l'anneau cricoïdien est lui-même si étroit, qu'il faut de toute nécessité couper avec le cricoïde un ou deux anneaux de la trachée pour avoir un espace suffisant pour l'introduction d'une canule convenable. On ne peut donc faire chez l'enfant que la laryngo-trachéotomie.

§ II.

Opération au-dessous de l'espace crico-thyroïdien

—

Mon procédé opératoire
avec le Trocart - Trachéotome.

—

Pour toutes les précautions préliminaires, je me conforme exactement aux excellents préceptes formulés par M. de Saint-Germain. On les trouvera *in-extenso* dans la *Gazette des Hôpitaux* (années 1874-1875). Je n'en connais pas de meilleurs et de plus complets.

Deux aides, autres que les parents, suffisent à la rigueur : un pour tenir la tête, un autre pour maintenir les membres inférieurs. Assis à chaque bout d'une petite table, ils peuvent bien immobiliser le malade et ne rien voir de l'opération.

L'enfant est enroulé dans une petite couverture qui passe par dessus les membres supérieurs. Il est même prudent de les mieux immobiliser encore avec des serviettes par dessus la couverture. Les journaux de médecine ont relaté, il y a quelques années, le fait malheureux d'un médecin distingué de la marine, M. le professeur D..., de Rochefort, qui fut victime de l'omission de cette simple précaution. Une jeune fille de quatorze à quinze ans, qu'il opérait de la trachéotomie, put saisir un bistouri placé sur un meuble voisin et lui fit une énorme balafre au visage avec lésion artérielle qui nécessita la ligature.

Bien que, dans mon procédé opératoire, on ne fasse

pas de plaie largement exposée à l'air, il est utile de se servir de la pulvérisation phéniquée pendant l'opération. Elle peut contribuer à diminuer les dangers de la contagion, et, employée de temps en temps après l'opération, elle peut être utile pour faciliter l'évacuation des fausses membranes, et surtout comme moyen antiseptique.

Avant de tenter la trachéotomie par mon procédé, il faut savoir faire saillir le larynx en avant et le bien immobiliser sur la ligne médiane. Si on ne sait pas bien fixer le larynx avec les doigts, il ne faut pas chercher à se servir de mon trocart-trachéotome ; on ne fera que cette mauvaise besogne dont parle M. Lannelongue ; on courra le danger, en s'écartant de la ligne médiane, de se fourvoyer sur les côtés de la trachée, d'enfoncer l'instrument dans le tissu cellulaire et peut-être de blesser des organes importants. Il n'est pas, en chirurgie, d'opération, quelque simple qu'elle soit, qui ne nécessite, pour être bien faite, un certain exercice préalable. On s'exerce bien à faire la saignée et d'autres petites opérations sur le cadavre, on pourrait bien s'exercer à faire la trachéotomie avec mon instrument.

Je déclare que, lorsqu'on sait bien fixer un larynx, on pénètre dans la trachée sans difficulté avec mon instrument, soit au-dessus, soit au-dessous du cartilage cricoïde.

Quand, la tête étant dans l'extention, le larynx est saillant et bien immobilisé, c'est la partie correspondant au cricoïde et aux premiers anneaux de la trachée qui est la plus superficielle ; c'est elle qui se présente pour ainsi dire d'elle-même à l'instrument tranchant, c'est elle que je conseille d'inciser, parce qu'elle est la plus facile à atteindre, parce qu'elle est la moins vasculaire, et parce que, en incisant au-dessous de l'espace crico-thyroïdien, on est sûr d'éviter la lésion de la petite artère crico-thyroïdienne. Comme je l'ai dit plus haut, il peut se faire que le cricoïde échappe à la section de l'instrument, tant il est étroit, mais alors la section porte sur les premiers anneaux de la trachée qui sont encore superficiels et l'opération est très-facile. Voilà pourquoi je confonds en une seule opération la crico-trachéotomie et la trachéotomie à la partie supérieure de la trachée.

Il faut s'assurer si le trachéotome glisse bien dans sa canule et y bascule facilement. On peut le graisser. On passe une rondelle de protective derrière la plaque de la canule.

La tête est maintenue dans l'extension, en plaçant derrière les épaules un rouleau dur, une bouteille ou une bûche de bois, par exemple, enveloppée d'un petit oreiller solidement ficelé, ainsi que le conseille M. de Saint-Germain.

Fixation du larynx. — La main gauche de l'opérateur fixe le larynx, aussi bas que possible, de manière à bien immobiliser la région sur laquelle on opère, et aussi pour soutenir l'origine de la trachée qui aurait une certaine tendance à se laisser affaisser sous la pression de l'instrument.

La main gauche ne bougera plus jusqu'à ce que la canule soit en place.

Pour fixer le larynx, l'opérateur étant à droite, le pouce de la main gauche d'un côté, le médius et l'annulaire de l'autre côté, pressent sur la partie la plus reculée du larynx, de manière à le porter en avant, sans l'aplatir d'un côté à l'autre, « non pas, comme le » dit si bien M. de Saint-Germain, par un mouvement

» de pincement et d'écrasement, mais comme si vous
» vouliez l'énucléer, pour ainsi dire, le faire saillir en
» avant, en cherchant à faire rejoindre le bout de vos
» doigts en arrière de lui.

» De cette manière, vous amenez le larynx et la
» trachée au devant de l'instrument tranchant, et vous
» évitez l'aplatissement de la trachée qui aurait lieu
» infailliblement si vous vous borniez à le fixer par
» une pression directe. »

Cela fait, votre index gauche resté libre sent la dépression crico-thyroïdienne, et l'œil voit une dépression
transversale, un pli rentrant de la peau, suivant l'expression de M. de Saint-Germain, correspondant exactement
à la membrane crico-thyroïdienne. L'index gauche indique donc le point de repère pour l'opération, ce qui
vaut mieux que de marquer cette dépression avec
l'ongle ou avec de l'encre, car dans les mouvements du
larynx, le point marqué à la peau peut ne plus corres-
pondre au point de repère.

Opération en deux temps :

*1° Incision de la peau ; 2° Pénétration dans la
trachée.*

1° Le trocart-trachéotome est tenu de la main droite,
à pleine main, de manière que le manche appuie contre
la face palmaire de la main droite ; l'index est étendu
sur la convexité de la canule et limite la partie péné-
trante de l'instrument ; le médius et le pouce appuient
le pavillon de la canule contre le bourrelet B du trocart. Quand on se sert du trocart qui bascule par son
poids, il faut bien veiller à ce que le pavillon de la

canule appuie bien contre ce bourrelet , afin que le trocart ne s'échappe pas avant le moment opportun.

Par la fixation et l'immobilisation du larynx, la peau du cou est parfaitement tendue ; le bout de l'index de la main gauche appuie contre l'espace crico-thyroïdien, présentant le dos de l'ongle en avant, tout à fait sur la ligne médiane, alors le trocart-trachéotome étant tenu comme je viens de le dire, la convexité du poinçon tranchant est adossée à l'ongle de l'index , et on fait de *haut en bas*, bien exactement sur la ligne médiane, une incision d'un, un et demi, deux centimètres, suivant la dimension de la canule à introduire.

Par suite de la pression des doigts de la main gauche qui fixent le larynx et le poussent pour ainsi dire en avant, l'incision baillera et saignera très peu.

Il ne faut pas que cette incision de la peau soit faite avec trop de parcimonie, car elle tend toujours à se rétrécir, et si plus tard on a besoin de retirer la canule pour la remplacer par une autre, on ne sera pas gêné par une ouverture de peau trop étroite.

Je considère cette incision isolée de la peau comme indispensable En effet, la peau a une densité, une élasticité, une résistance à part qu'il faut vaincre d'abord, avant de chercher à aller plus loin.

Je n'ai jamais dit, ni écrit que l'on pût entrer d'emblée et d'un seul coup dans la trachée avec mon instrument. Au contraire, j'ai toujours recommandé de se *hâter lentement* (qu'on me passe cette expression), et de manœuvrer avec douceur, lenteur et prudence, car on n'enfonce pas un instrument dans une trachée d'enfant comme un trocart dans le ventre d'un hydropique.

On peut aussi, si on le préfère, faire l'incision de la

peau avec un petit bistouri convexe, mais c'est inutile.
Mon instrument suffit à toute l'opération.

2° La peau étant incisée, sans désemparer on coupe
doucement et lentement les tissus sous-cutanés par un
petit mouvement de va-et-vient de haut en bas et de
bas en haut — on sent la résistance de la trachée, —
on presse alors doucement, progressivement la pointe
du trocart, on sent le vide, on coupe en sciant, sans
brusquerie ; on coupe le cricoïde et un, deux ou trois
anneaux de la trachée, bien entendu sans enfoncer
assez la pointe de l'instrument pour qu'elle aille rencontrer la paroi postérieure de la trachée qu'il faut
toujours éviter.

Je le répète, cette pression de l'instrument tranchant
sur la trachée doit se faire avec grande douceur. J'ai
rencontré quelquefois sur le cadavre des cartilages
trachéaux tellement mous, qu'ils ne faisaient presque
aucune résistance et que, par suite, la trachée s'affais-
sait à la moindre pression. On comprend que, dans ce
cas, il faille redoubler de précautions.

La pointe du trocart est dans la trachée et l'ouverture
des cartilages est assez grande pour que la canule
puisse s'engager, alors on relève le manche du trocart
de manière à appuyer le dos mousse du poinçon contre
l'angle supérieur de la plaie, on enfonce un peu la
canule jusqu'à ce qu'elle s'engage dans la trachée. On
est sûr, par ce mouvement, de ne pas présenter la
partie tranchante du trocart à la paroi postérieure de la
trachée.

Je recommande aussi de couper assez largement la
trachée pour que la canule ne soit pas trop serrée.

Le bout de la canule est engagé ; il faut maintenant

dégager le trocart sans lâcher la canule. Rien n'est plus simple. Il suffit d'ouvrir un peu la paume de la main, mais sans lâcher la canule, la tige du trocart bascule par son propre poids et s'échappe d'elle-même. La main droite enfonce la canule et la soutient. A ce moment, la main gauche peut cesser l'immobilisation du larynx qui n'est plus nécessaire ; elle devient libre et elle redresse le petit malade.

On fixe la canule autour du cou et on place la canule interne.

Si on ne se sert pas du trocart-trachéotome à tige basculante, la tige pourra néanmoins être dégagée, sans aide, par la main droite de l'opérateur qui poussera d'un côté de la canule et tirera le trocart de l'autre.

Si, par suite de faiblesse respiratoire de l'enfant, ou d'obstruction du canal de l'air de l'instrument, le sifflement avertisseur ne se produit pas, au moment où on croit être dans la trachée ; s'il y a du doute sur la pénétration du bout de la canule dans cette trachée, alors on laissera glisser un peu le trocart dans sa canule, l'air extérieur passera à plein canal et jouera son office d'excitateur de la respiration ; les doutes ne tarderont pas à être levés.

On voit donc que, pendant cette petite opération, qui peut se faire en quelques secondes, et avec la plus grande prudence, quand on y est exercé, la main gauche n'a pas cessé de fixer le larynx, et la main droite n'a pas quitté un seul instant le trocart-trachéotome jusqu'à ce que la canule ait été introduite.

Ainsi donc se trouve résolu le problème de faire la trachéotomie seul et d'une seule main, pendant que l'autre fixe le larynx ; ainsi l'opération est réduite à sa plus grande simplicité et mise à la portée de tous les médecins, même les moins opérateurs.

Mais ce n'est pas tout que de donner accès à l'air par l'introduction d'une canule, il faut entretenir la perméabilité de cette canule. La vie de l'enfant est entre les mains des personnes chargées de le veiller. Il faut leur recommander une surveillance attentive et constante. Il faut leur montrer comment on retire et on replace la canule interne, comment on met le verrou.

Une cravate de mousseline est placée autour du cou de l'enfant. Une température douce de 16 à 17° est maintenue dans l'appartement, l'air sera saturé de vapeur d'eau au moyen d'un grand vase rempli d'eau bouillante ; toutes les deux heures la canule interne sera enlevée et nettoyée et on s'assurera que le verrou est fermé.

M. L. Simon recommande d'empêcher l'enfant de dormir pendant les deux heures qui suivent l'opération ; il faut lui parler, l'exciter par l'alcool ou le café.

La canule n'est pas obstruée, le tirage revient. Il est probable qu'une fausse membrane fait soupape au bout de la canule. Titillez la trachée avec une barbe de plume ; retirez, s'il le faut, la canule. Allez à la recherche de la fausse membrane.

A chaque fois qu'on fait le nettoyage de la canule interne, faites de la pulvérisation phéniquée.

L'alimentation est de rigueur, de gré ou de force.

Il ne faut rien promettre avant le quatrième jour.

Le retrait de la canule se fait généralement du cinquième au huitième jour, mais on peut auparavant enlever la canule pendant cinq à six minutes pour essayer la respiration.

Je donne toutes ces précautions consécutives d'une façon très-sommaire, et je renvoie aux livres spéciaux pour les accidents immédiats ou consécutifs à l'opération.

Grâce à mon habile confrère et excellent ami, M. le Dr Maréchal (de Brest), mon instrument est sorti du domaine de la théorie et de l'expérimentation cadavérique, il est entré dans la pratique. Le Dr Maréchal vient de faire, à Brest, quatre trachéotomies d'après ma méthode et avec mon instrument : deux enfants ont parfaitement guéri, deux ont succombé. « J'ai été très- » heureux, m'écrit-il, d'avoir à ma disposition votre » trocart-trachéotome que j'ai trouvé très-commode et » d'un maniement aussi simple que sûr. Des médecins » qui assistaient à l'opération ont dit qu'avec lui la » trachéotomie est réduite à la simplicité d'une opération » d'hydrocèle. »

On verra plus loin, au § III, la description succincte de ces quatre opérations.

Et maintenant voulez-vous vous faire une idée exacte des ravages que cause la diphthérie ? Ecoutez le cri d'alarme poussé par M. Besnier, à la socité médicale des hôpitaux, dans la séance du 10 février 1882 :

« Les progrès de l'hygiène publique, dit-il, sont aussi impuissants à arrêter la marche envahissante de la diphthérie que les progrès de l'art médical à sauver ceux qu'elle a atteints. La mortalité sans cesse croissante depuis 20 ans, a pris depuis 10 ans une allure rapide qui l'a doublée et qui la met en permanence au premier degré de l'échelle comparée des maladies régnantes.

Durant ces 10 dernières années, la fièvre typhoïde n'a causé à Paris que 13,004 décès ; les fièvres éruptives 14,100. Or, la diphthérie à elle seule en a produit 16,629.

En 1881, dans les hôpitaux de Paris seulement, il y a eu 1,255 cas de diphthérie ayant fourni 829 décès, soit 66 pour 100.

Se rend-on bien compte dans le monde administratif et parmi les médecins de cet effroyable tribut ! Apporte-t-on médicalement et administrativement à cette situation toute l'attention qu'elle comporte ? « Nous ne le croyons pas, dit M. Besnier, et c'est en vain que depuis tant d'années nous n'avons cessé de signaler le mal et ses progrès incessants. »

Au commencement de janvier 1881, plusieurs journaux de médecine firent connaître le traitement de la diphthérie par la pilocarpine (Wien mediz blatt, N° 41), par le docteur Giorgio Guttman, de Cronstadt, qui, dans l'espace d'un an et demi, a traité 81 cas de diphthérie par la pilocarpine, sans perdre un seul malade.

« Après de semblables succès, dit-il, il est difficile de ne pas admettre que mon remède ne soit un remède sûr, d'action certaine, et supérieur à tous ceux qui ont été préconisés. » C'était merveilleux ! Enfin, on allait guérir sûrement la diphthérie, les médecins se livraient à la joie et rassuraient les familles ! La trachéotomie, cet affreux cauchemar des mères de famille et aussi des médecins, ne se ferait plus dans le croup, puisque la médecine offrait un remède héroïque !...

Encore une douce illusion qui s'est envolée bien vite ! La pilocarpine a vécu ce que vivent les roses... C'est M. Archambault qui l'a tuée.

Après avoir essayé ce médicament sur 21 malades (9 guérisons et 12 décès, et les 9 malades guéris

avaient une diphthérie bénigne), il conclut que la pilocarpine n'est d'aucune utilité, qu'elle est même nui-
sible, et qu'elle doit être rejetée de la thérapeutique de
la diphthérie.

M. Dujardin-Beaumetz n'a pas obtenu de bons résultats de son usage.

Puisque la thérapeutique médicale est impuissante,
c'est vers la science de M. Pasteur qu'il faut tourner
nos espérances. La diphthérie, maladie essentiellement
contagieuse, doit bien être aussi une maladie parasi-
taire.

M. le professeur Schultz, de Prague, a annoncé à
l'Académie de médecine, qu'il a pu, à l'aide du micros-
cope, isoler le principe virulent de la diphthérie, un
microbe auquel il a donné le nom de *microsporon
diphthericum*.

Le docteur Wood, en examinant le sang d'individus
morts de la diphthérie maligne, y a trouvé des *micrococcus* en nombre plus ou moins grand, les uns libres,
les autres réunis en masse, d'autres contenus dans les
globules blancs. Ces micrococcus, cultivés jusqu'à la
dixième génération. peuvent reproduire la maladie,
tandis que ceux de l'angine ordinaire cessent de se
reproduire à la troisième génération. La différence
entre les micrococcus de la diphthérie et ceux de l'angine ordinaire consiste donc dans leur activité de
reproduction. Ce sont les mêmes organismes, mais à
divers états. (Philadelphie médical. *Times*, 22 octo-
bre 1881).

Que M. Pasteur, « dont la vie scientifique est comme
» une traînée lumineuse dans la grande nuit de l'infi-
» niment petit » (dicours de M. Renan à l'Académie);

que M. Pasteur veuille bien chercher le microbe de la diphthérie, il le trouvera certainement, il le cultivera, il l'atténuera et il nous donnera un jour un vaccin préservateur de la diphthérie, vaccin autrement précieux que celui du charbon ou du choléra des poules ! Ce sera son plus beau titre à la reconnaissance de l'humanité et ce sera sa plus belle gloire !

Mais comme ce précieux vaccin n'est pas encore trouvé et qu'un agent thérapeutique sûr se fera peut-être attendre longtemps, il faudra bien recourir encore à la chirurgie, l'*ultima ratio*, la suprême ressource pour introduire l'air respirable dans la poitrine de ces pauvres enfants qui étouffent sous la terrible étreinte du croup !

Le moyen chirurgical que j'indique n'a qu'un mérite, c'est sa simplicité et sa rapidité d'exécution. Il permet à tout médecin appelé en toute hâte près d'un malade en danger d'asphyxie de lui pratiquer seul, sans aide et d'une seule main, l'opération qui peut-être lui sauvera la vie.

Mon trocart-trachéotome est, je le répète, un instrument d'urgence pour une opération d'urgence. Il suffit à toute l'opération et son maniement est si simple, si facile, qu'aucun médecin ne pourra se dérober à l'opération sous prétexte qu'elle nécessite des aides, qu'elle est difficile et qu'il n'est pas opérateur. D'un autre côté, l'opération est si prompte et la mutilation si légère, que bien peu de parents se refuseront à l'accepter pour leurs enfants.

Mon but, en le faisant connaître, est de vulgariser la trachéotomie par la simplicité et la facilité du procédé opératoire, afin de diminuer, le plus qu'on pourra, le

nombre des victimes de ce terrible fléau qui dévore tous
les ans à la France plusieurs milliers de ses habitants,
et qui a enlevé à la capitale seule une moyenne de 1662
victimes par an dans les dix dernières années qui viennent de s'écouler.

§ III.

Quatre trachéotomies pratiquées par le Dr Maréchal (de Brest), avec mon trocart-trachéotome

1er *cas*. — Pierre S..., de Recouvrance (Brest),
4 ans 1/2, malade depuis cinq jours, a rendu des fausses
membranes toute la nuit. Aphonie complète. Asphyxie
au début et anesthésie à peu près complète. Opéré dans
la matinée du 12 mai 1882, par M. le Dr Maréchal,
avec le concours de M. le Dr Foll et de M. Kérébel.
Soulagement immédiat, mais l'ectasie pulmonaire était
déjà si prononcée, que le mieux se soutient avec peine.
Écouvillonnement très-attentif. Le 15 au matin, on
retire la canule pour la première fois. Le tubage de la
plaie est déjà fait. La cautérisation au nitrate d'argent,
en provoquant de violents efforts de toux, entraîne
encore des fausses membranes. Le 16, substitution
d'une canule plus petite. Le 18, mieux général, essai
de la canule en bouton de chemise de Gerdy, très-bien
supportée d'abord, mais une heure après, accès grave
de suffocation causé par une large fausse membrane
qui touche pour la première fois les cordes vocales et
détermine le spasme. Le Dr Foll, accouru aussitôt, peut
dilater la plaie, et après rétablissement de la respiration,
replacer la première canule. Le 21, c'est-à-dire le
dixième jour, on retire définitivement la canule. Le 24,
l'enfant est très bien, la voix tout-à-fait revenue, l'ap-
pétit excellent.

2e *cas*. — Françoise X..., de Recouvrance (Brest), 3 ans, malade depuis quatre jours, a rendu des fausses membranes en tœnia. — Aphonie. — Toux en cri de coq. — Pouls à 150. — Respiration, 44. — Température, 41° — Asphyxie imminente. — Analgésie. — Opération le 16 mai par M. le Dr Maréchal, avec le concours des médecins de la famille, MM. les Drs Foll et Miorcec. Opération très-facile, rapide, mais une fausse membrane décollée vient coiffer la canule. Celle-ci est retirée vivement sur conducteur tubé. La fausse membrane est extraite rapidement et la canule est replacée aussitôt. L'enfant renaît à la vie et la famille se livre à la joie. La journée, la nuit et la matinée du lendemain se passent très-bien ; dans l'après-midi, le père affolé arrive chez M. Maréchal, lui annonçant que l'enfant étouffe. Bien que M. Maréchal se soit empressé de se rendre à l'appel du père, il trouva l'enfant morte depuis dix minutes environ. La plaie était béante et déjà bien tubée, l'ouverture de la trachée apparaissait béante elle-même au fond de la plaie, bien médiane et régulière.

Voici ce qui était arrivé : Au moment du lavage de la canule interne, la mère, distraite, ne s'aperçut pas que les liens qui fixaient la canule externe s'étaient dénoués ; dans un effort de toux convulsive, cette canule externe fut chassée au loin. La respiration s'embarrassa aussitôt, les parents perdirent la tête, ne se servirent pas des instruments de secours qu'on avait laissés à leur disposition ; on courut chercher le médecin qui arriva malheureusement trop tard.

3e *cas*. — Marie B..., de Brest. 3 ans. Atteinte depuis huit jours de laryngo-bronchite ; depuis 36 heures, elle a de fréquents accès de suffocation Le 31 mai, à 9 heures du matin, l'enfant est au début de l'asphyxie ;

elle a eu pendant la nuit quatre ou cinq accès de suffocation. L'anesthesie est telle que le maintien sur la table est inutile. L'opération a été des plus simples, presque exsangue, l'enfant n'a pas perdu une cuillerée de sang. Evacuation immédiate de fausses membranes. Résurrection véritable à laquelle la famille peut à peine croire. MM. les docteurs Penquer et Caroff assistaient M. Maréchal dans cette opération. L'enfant boit de suite. Le 4 juin, on retire la canule, la plaie est bien tubée. Son trajet étant recouvert de produits diphthéritiques, on le cautérise. On replace la canule pour la nuit le 4 et le 5. Le 6 juin, on la retire définitivement. L'enfant se nourrit bien, mais avale de travers, à cause de la parésie diphthéritique. La nourriture, la promenade au grand air achèvent la guérison vers le 15 juin.

4ᵉ cas. — André X..., de Brest, garçon délicat de 9 ans, atteint d'angine tonsillaire depuis huit jours, a rejété des fausses membranes à la suite d'un ipéca qui lui a été prescrit par M. le Dʳ Delattre, son médecin. Cornage et aphonie. Le 13 juin, dans la matinée, l'asphyxie commence. M. le Dʳ Maréchal, assisté des docteurs Delattre et Cerf, fait la trachéotomie. L'opération est très-prompte et facile, mais la canule s'obstrue bientôt de fausses membranes volumineuses qui obligent à la retirer sur conducteur pour agir plus librement. Résurrection. L'enfant respire bien toute la journée et joue, mais le pouls baisse dans la soirée ; l'asphyxie très-lente recommence et à partir de dix heures du soir, malgré les changements de canule, écouvillonnements, toniques, etc., l'enfant suffoque à deux heures du matin.

TABLE

Lorient. — Imprimerie Louis CHAMAILLARD, place Bisson, 4.

www.ingramcontent.com/pod-product-compliance
Ingram Content Group UK Ltd.
Pitfield, Milton Keynes, MK11 3LW, UK
UKHW020023080726
13614UKWH00004B/1526